Ich atme ein, ich atme aus

Das Geheimnis der Achtsamkeit

Dr. Danny Penman

Ich atme ein,
ich atme aus

Das Geheimnis der Achtsamkeit

Aus dem Englischen von Antje Korsmeier

Kösel

Verlagsgruppe Random House FSC® N001967

Deutsche Erstausgabe
Die Originalausgabe erschien unter dem Titel »The Art of Breathing.
The secret to living mindfully. Just don't breathe a word of it…«
bei HQ, einem Imprint von HarperCollins Publishers, Ltd., London.

Copyright © 2016 Dr. Danny Penman
Copyright der deutschsprachigen Ausgabe © 2017 Kösel-Verlag, München,
in der Verlagsgruppe Random House GmbH,
Neumarkter Straße 28, 81673 München
Layout: Steve Wells
Umschlag: Weiss Werkstatt, München
Umschlagmotiv: © Shutterstock/Alex Vector, Bildnr. 152635169
Satz: Uhl + Massopust, Aalen
Druck und Bindung: Print Consult, München
Printed in Slovakia
ISBN 978-3-466-34685-1

www.koesel.de

Dieses Buch ist auch als E-Book erhältlich.

Für meine Frau Bella
und unsere beiden ungestümen Kinder
Sasha und Luka

Inhalt

Am Anfang

Sechs Gleitschirmflieger
kreisen wie Adler über
mächtigen Wirbeln
aufsteigender Luft. Weit
unten staunt eine Schar
Kinder mit offenem Mund,
während die riesigen
Paraglider über ihren Köpfen
geräuschlos abtauchen
und rauschend wieder
aufsteigen.

Doch mit einem Mal läuft etwas aus dem Ruder.

Einer der Paraglider wird von einer heftigen Windböe erfasst, die sein Gleitsegel umstülpt. Der Pilot beginnt sich zu drehen und trudelt wie ein Ahornsamen in Spiralen hinab zur Erde.

Nach einer Ewigkeit kracht der junge Mann mit voller Wucht in den Abhang. Er liegt auf dem Boden, mit dem Gesicht nach unten. Gebrochen.

Aber er lebt. Einen Augenblick ist er still, benommen. Dann schreit er qualvoll auf. Es wird mindestens eine halbe Stunde dauern, bis die Rettungskräfte kommen. Und eine weitere Stunde, bis er endlich im Krankenhaus ist.

Während er allein daliegt, weiß er,
dass er auf keinen Fall das Bewusstsein
verlieren darf, weil er sonst vielleicht
nie wieder aufwacht. Also zwingt er sich
zu atmen.

Langsam. Tief. Mit allergrößter
Willensanstrengung zerrt er
seine Aufmerksamkeit von
seinem geschundenen Körper
weg und richtet sie auf den
Atem. Ein. Aus.

Zentimeter für Zentimeter geht der
Schmerz zurück. Bis er, endlich, in
einen Zustand ruhiger Gelassenheit
gelangt.

Reiner Achtsamkeit.

Der junge Mann, der mit
seinem Paraglider abstürzte,
war ich.

Einatmen, ausatmen – das hat mir das Leben gerettet.

Jahrtausende lang haben Menschen
die Kunst des Atmens angewandt,
um ähnlich tiefgreifende Wirkungen
in Geist und Körper zu erzielen.

Manche nutzten sie, um chronischen Schmerz zu lindern.
Weitaus mehr Menschen half das Atmen gegen Angst,
Stress und Depressionen. Einige behaupten, es habe ihnen
spirituelle Erleuchtung gebracht.

Ich bin allerdings so spirituell
wie ein Ziegelstein …

… drum nutze ich
die Kunst des Atmens,
um die bittersüße
Schönheit des
alltäglichen
Lebens zu
würdigen.

Unser Atem ist unser größter Schatz. Er ist auf natürliche Weise meditativ und immer bei uns. Er spiegelt unsere stärksten Emotionen wider und erlaubt uns, diese entweder zu besänftigen oder nutzbar zu machen. Er gibt uns das Gefühl, stabil und heil zu sein und die vollständige Kontrolle über unser Leben zu haben. Dabei erdet er uns im gegenwärtigen Moment, klärt unseren Geist und rüttelt unsere Instinkte wach.

Die Kunst des Atmens stärkt die Fähigkeit zu staunen, weckt Ehrfurcht und Neugier – und das sind genau die Grundlagen für ein glücklicheres und sinnerfüllteres Leben.

Sie schenkt uns den Mut, uns selbst mit all unseren Fehlern und Mängeln anzunehmen. Uns mit jener Freundlichkeit, Empathie und dem Mitgefühl zu begegnen, derer und dessen wir zutiefst bedürfen. Sie hilft uns, den Blick nach außen zu richten und die Welt zu umarmen.

Wenn wir die Kunst des Atmens beherrschen, werden wir endlich Frieden mit uns selbst und der Welt schließen.

Atmen

Alles beginnt mit dem allerersten Atemzug …

Direkt nach unserer Geburt begannen sich – zunächst
noch kaum wahrnehmbar, aber dann immer schwung-
voller – unsere winzigen Lungen auszudehnen. In die
Arme unserer Mutter eingekuschelt, begannen wir zu
lernen, wie man atmet. Das war nicht leicht. Der Atem
eines Babys hat keinen gleichmäßigen Rhythmus. Babys
atmen nur, wenn es nötig ist, und dazwischen sind
erschreckend lange Atempausen.

Als aus den Wochen Monate wurden, fand unsere
Atmung zu ihrem ganz eigenen natürlichen Rhythmus.
Doch selbst jetzt können wir den Atemrhythmus
eines anderen Menschen übernehmen.

Die Atemzüge von Liebenden sind ineinander
verschlungen. Menschenmengen atmen im
Einklang. Selbst die Atmung unserer Haus-
tiere kann sich mit der unseren verbinden.

Niemand von uns ist für sich allein.

Obwohl es sich beharrlicherweise so
anfühlt.

»*Solange du atmest, ist bei dir mehr in Ordnung als in Unordnung.*« – Jon Kabat-Zinn

Wir atmen
22 000 Mal
am Tag.
Wie viele dieser
Atemzüge
nimmst du
bewusst wahr?

Das Atmen nicht vergessen

Die Tatsache, dass wir atmen, ist etwas so Alltägliches, so Banales, dass uns ihre wahre Bedeutung leicht entgeht.

Lege dich flach auf den Boden, mit einem Kissen unter dem Kopf. Lege die Hände auf deinen Bauch. Spüre, wie sich deine Hände heben und wieder senken, während du einatmest… und ausatmest.

Während der Atem kommt und geht, heben und senken sich die Bauchorgane um vier bis fünf Zentimeter. Dadurch werden Sauerstoff und nährstoffreiche Flüssigkeiten durch das Lymphsystem gepumpt und Giftstoffe ausgeschwemmt. Die physische Bewegung des Atems im Körper massiert zugleich die Leber, Nieren, Eingeweide und Wirbelgelenke – ja, im Grunde genommen alles –, sodass diese gesund und geschmeidig bleiben.

Atem ist Leben…

… auf unzähligen Ebenen.

Unser Atem spiegelt unsere Emotionen wider und verstärkt sie.

Akuter Stress führt dazu, dass der Körper verspannt und wir anfangen, flacher zu atmen. Flaches Atmen senkt den Sauerstoffgehalt im Blut, was vom Gehirn als Stress wahrgenommen wird.

Die Atmung wird etwas schneller und flacher. Der Sauerstoffgehalt geht noch weiter zurück.

Das Herz beginnt zu rasen. Das Gehirn fühlt sich noch gestresster.

Es ist ein Teufelskreis.

Doch es gibt eine Alternative ...

Sanftes, gleichmäßiges Atmen beruhigt das vegetative Nervensystem.

Wohlfühlhormone durchströmen den Körper.

Wir beginnen zu entspannen.

Diese wirken sich beruhigend auf negative Gedanken und Gefühle aus, sodass wir anfangen, langsamer und tiefer zu atmen.

Es ist ein Engelskreis.

Atme

EIN

Atme

AUS

Im Zweifel atme *immer* aus.

Die meisten von uns atmen nicht richtig.

Unsere Atmung wird ermöglicht durch die großen, starken Muskeln des Zwerchfells, des Bauches und der Muskeln, die zwischen den Rippen liegen. Unterstützt wird sie durch die kleineren Hilfsmuskeln des Nackens, der Schultern und der oberen Rippen.

Wenn wir aufgewühlt, ängstlich oder gestresst sind, spannt sich der Bauch an und verhindert, dass die großen primären Muskeln ihren Job machen. So müssen die kleineren Muskeln die gesamte Arbeit übernehmen. Da sie jedoch nur dazu da sind, 20 Prozent der Last zu schultern, werden sie strapaziert.

Wenn das anhält, verspannen sich Nacken und Schultern, es kann zu Kopfschmerzen und Erschöpfung kommen, und die Atmung wird flacher.

Dabei ist es so leicht, man muss nur atmen ...

Um richtig zu atmen, musst du deinen Atem loslassen. Gib dich achtsam seinem ganz natürlichen Rhythmus hin. Spüre, wie die Luft in deinen Körper ein- und ausströmt.

Spüre, wie sich deine Schultern lockern und entkrampfen. Schließe die Augen (wenn du magst), und spüre den Boden unter deinen Füßen.

Wenn du dich ängstlich, verzweifelt, unglücklich oder erschöpft fühlst, fange an, ganz bewusst ein- und auszuatmen.

Atme in aller Ruhe tief ein und zähle dabei innerlich langsam bis 5. Halte einen Moment inne. Dann atme aus, während du langsam bis 7 zählst.

Du kannst die Geschwindigkeit des Zählens variieren, um deinen ganz eigenen Atemrhythmus zu finden.

Wiederhole diese Atmung auf 5 und 7 so lange, bis du dich geerdeter, mehr im Einklang mit dir selbst und handlungsfähiger fühlst. Kehre so oft du willst zu dieser Atmung zurück.

EINS

ZWEI

EIN

VIER

DREI

FÜNF

EINS — ZWEI
DREI — VIER
ZWEI — DREI

AUS

FÜNF — SECHS
SECHS — SIEBEN

Achtsamkeit

Die Kunst des Atmens besteht darin, auf
ganz bestimmte Weise der Atmung Aufmerksamkeit zu schenken. Das ist das Geheimnis
der Achtsamkeit und so alt wie die Meditation
selbst. Die Grundlagen kannst du in nur
wenigen Minuten erlernen …

… die Kunst des Atmens zu beherrschen, dauert jedoch
um einiges länger.

Atemmeditationen sind ganz einfach, aber die Menschen
machen sie oft schwer und kompliziert.

Erstens, im Lotussitz zu meditieren ist höchst unbequem.
Du kannst aber nicht meditieren, wenn du nicht bequem
sitzt. Atme tief ein …

… und frage dich, warum der Stuhl
erfunden wurde.

Zweitens, du brauchst keine Ausrüstung,
Mantras, Räucherstäbchen, ausgefallene
Glocken, irgendeine App – und noch
nicht einmal einen stillen Raum.

Tatsächlich ist alles,
was du brauchst:

ein Stuhl
deinen Körper
etwas Luft
deinen Geist
Das ist alles.

Setze dich auf einen Stuhl
mit gerader Lehne. Stelle die Füße
flach auf den Boden, die Wirbelsäule
hält dabei 2 bis 3 Zentimeter Abstand
von der Stuhllehne. Mache es dir
bequem, der Rücken ist entspannt,
aber gerade aufgerichtet. Die
Hände liegen ganz locker
im Schoß.

Schließe
die Augen.

Richte die Aufmerksamkeit auf das Ein- und Ausströmen deines Atems. Spüre genau hin, wie es sich anfühlt, wenn die Luft durch deinen Mund oder deine Nase in die Lungen strömt. Spüre, wie sich Brust und Bauch heben und senken.

Wo spürst du am meisten? In der Nase, Kehle, Brust, im Mund, Bauch, Schultern? Konzentriere dich auf diese Empfindungen und achte insbesondere darauf, wie sie zu- und wieder abnehmen. Versuche nicht, sie in irgendeiner Weise zu beeinflussen, und erwarte auch nicht, dass etwas Besonderes passiert.

Wenn deine
Gedanken abschweifen, bring
sie zur Atmung zurück. Gehe
freundlich mit dir um. Gedanken
schweifen ab. Das tun sie eben. Zu
merken, dass die Gedanken abgeschweift sind und sie dann wieder
zum Atem zurückzubringen –
genau das ist Meditation.
Es ist ein kleiner Moment
der Achtsamkeit.

Irgendwann wird
dein Geist vielleicht für eine kurze
Weile ruhig sein, oder aber er ist an-
gefüllt mit Gedanken oder Gefühlen wie
Wut, Stress oder Liebe. Diese währen
möglicherweise nur kurz. Betrachte sie als
Wolken am Himmel, sieh einfach zu,
wie sie vorbeiziehen. Versuche nichts
zu verändern. Kehre sanft immer
wieder von Neuem mit Aufmerksamkeit zu den Empfindungen
beim Atmen zurück.

Nach 5 Minuten
(oder auch länger,
falls dir das gelingt), öffne sanft
die Augen und nimm wahr,
was du siehst, hörst, fühlst
und riechst.

Wiederhole
das jeden Tag
zweimal.

Ein Mensch, dessen Gedanken nicht
abschweifen, meditiert nicht.

Warst du unruhig, empfandest du es als unbequem? Hast
du hier und da ein Stechen oder einen Schmerz gespürt?
Vielleicht gab es eine endlos lange Liste an Dingen, die
ABSOLUT SOFORT erledigt werden mussten.

Vielleicht schwankte deine Energie auch unkontrolliert
hin und her. Im einen Moment schäumtest du förmlich
vor Begeisterung, dann plötzlich … warst du erschöpft.

Und dann die starken Emotionen, die dich fortrissen –
die Frustrationen und Enttäuschungen, wenn du wieder
einmal feststellen musstest, dass deine Gedanken von der
Atmung abgeschweift waren.

Wahrscheinlich dachtest du, dein Geist sei so chaotisch,
dass du es nie schaffen würdest, dich länger als ein paar
Sekunden zu konzentrieren. Was für ein Schlamassel …

Das ist ganz normal.

Es ist deine erste Stunde.

Gedanken
schweifen ab.
Das liegt
in der Natur
der Sache.

Das bringt uns zum Leitprinzip
der Achtsamkeit:
Du kannst nicht scheitern. Zu merken,
dass deine Gedanken von der Atmung
abgeschweift waren, *ist* bereits die Meditation.

*Sie besteht in diesem einen Moment
der Achtsamkeit.*

Achtsamkeit ist
volle, bewusste Aufmerksamkeit.

Es bedeutet, ganz bewusst achtzugeben, welche Gedanken, Gefühle und Emotionen durch deinen Geist, Körper und Atem strömen, ohne dies in irgendeiner Weise zu beurteilen oder zu kritisieren.

Es bedeutet, sich all dessen bewusst zu sein, was im gegenwärtigen Augenblick geschieht, ohne der Vergangenheit verhaftet zu sein oder sich um die Zukunft zu sorgen.

Es bedeutet, *im* Moment zu leben, nicht *für* den Moment.

Achtsamkeit ist
keine Religion.

Auch bedeutet
es nicht, dass du
aussteigst oder
dich von der Welt
absonderst.

Es geht darum, sich
zu verbinden und das
Leben in all seiner
chaotischen Schönheit
zu umarmen – mit
all den Fehlern und
Macken, die du eben
mitbringst.

Ziel der Achtsamkeit ist nicht, dass du absichtlich die Gedanken aus deinem Geist verbannst.

Es geht darum zu verstehen, wie der Geist funktioniert. Zu sehen, wie er sich (ohne dass du es merkst) verknotet und so Angst, Stress, Unglück und Erschöpfung hervorbringt.

Achtsamkeit lehrt uns zu beobachten, wie unsere Gedanken, Gefühle und Emotionen steigen und fallen, wie Wellen in der Weite des Meeres.

Und in den ruhigen Zwischenräumen liegen Augenblicke von glasklarer Einsicht.

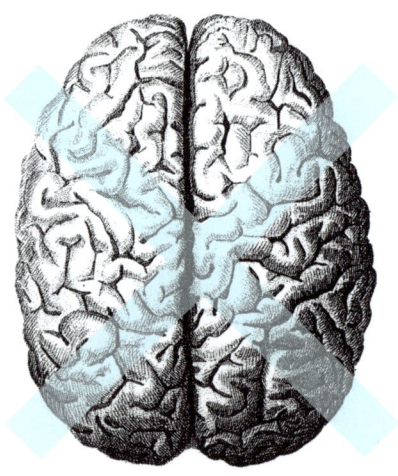

Du bist nicht deine Gedanken.
Du bist der Beobachter deiner Gedanken.

Das ist ein feiner Unterschied, den man erst durch Übung wahrnimmt.

Unsere Gedanken kommentieren laufend das Weltgeschehen; oft spiegeln sie die starken Emotionen, die durch den Geist und Körper wirbeln, wider.
Manchmal sind sie wahr, manchmal sind sie einfach eine Zustandsbeschreibung, manchmal sind sie falsch.

Achtsamkeit lehrt uns, eine langfristige Perspektive einzunehmen und unsere Gedanken und Gefühle in einem umfassenderen Zusammenhang wahrzunehmen.

Und wenn wir das tun, lösen sich die Gedanken, die wir als besonders hektisch und quälend empfinden, ganz von alleine auf und lassen einen ruhigen und klaren Geist zurück.

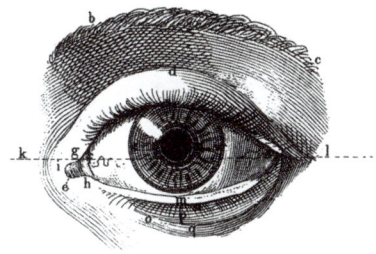

GLÜCK

Glücklichsein ist etwas Flüchtiges,
Unglück hingegen hält an.

Das nennt sich »Negativitätsbias« und ist fest verknüpft
mit der Art und Weise, wie wir beschaffen sind. Sie
verzerrt die Wahrnehmung und führt dazu, dass die
Welt uns viel rauer, düsterer und nur auf Wettbewerb
ausgerichtet vorkommt, als es tatsächlich der Fall ist.

Das Leben steckt in Wirklichkeit voller Möglichkeiten
und Freuden.

Die Sache ist bloß die, dass das Gehirn uns
immer wieder einen Streich spielt und uns
glauben macht, es verhielte sich umgekehrt.
Glücklicherweise können wir mithilfe unseres
Atmens die Dinge wieder in Balance bringen.

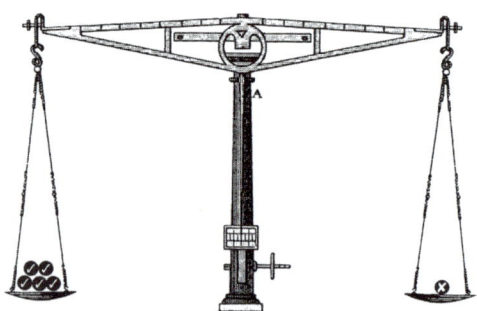

So funktioniert es:

Von Natur aus meiden wir Bedrohungen und machen Ressourcen ausfindig. Das ist eine der maßgeblichen Triebfedern der natürlichen Selektion, doch hat eine machtvolle Auswirkung: Wir fahren besser damit, Bedrohungen auszuweichen und zu überleben, und verzichten dafür auf manche Belohnung.

Unser Instinkt bestärkt uns darin, stets vom Schlimmsten auszugehen und höchst vorsichtig zu sein; in Angst zu leben und uns eher im Hintergrund zu halten.

Die Negativitätsbias sorgt dafür, dass es fünf positive Erfahrungen braucht, um eine negative Erfahrung auszugleichen, die das gleiche Ausmaß oder Gewicht hat wie jede der positiven Erfahrungen.

Das ist etwas entmutigend.

Andererseits: Der Natur ist es egal, ob wir glücklich sind, aber sie will, dass wir überleben. Das ist schließlich der Witz an der natürlichen Selektion.

Zum Glück sind wir bewusste Lebewesen.
Wir können das Gleichgewicht
wiederherstellen und uns ein glücklicheres
und treffenderes Bild von der Welt machen.

Das verlangt uns nicht mehr ab, als uns hin und wieder
mit unserem Atem zu verbinden und unterdessen die
kleinen Freuden des alltäglichen Lebens wahrzunehmen:
wie die Dinge um uns herum aussehen, klingen, riechen
oder sich anfühlen, oder wie das, was wir essen und
trinken, schmeckt.

Es bedeutet, dass wir unseren Sinnesempfindungen
die ungeteilte Aufmerksamkeit schenken, und ihnen
erlauben, dass sie auf natürliche Weise intensiver werden.

Und während wir das tun, rufen wir uns in Erinnerung,
dass …

*… die unangenehmen Dinge im
Leben meistens nur halb so schlimm
sind, wie es scheint.*

Fig.13.

Fig. 3.

9ᵈ

9ⁱ

9ᶜ

9ᵉ

k
9

Fig. 9.

9ʰ

a

9

10

b

c
10

d

b

Fig.10.

a

10

11

e

8

d

a

Fig.8.

10ᶠ

7ᵇ

7

6ᶜ

2ᶜ

Fig.6.
a

2ᵈ

2ᵇ

8ᵉ

Du kannst
damit anfangen,
während du
Obst isst.

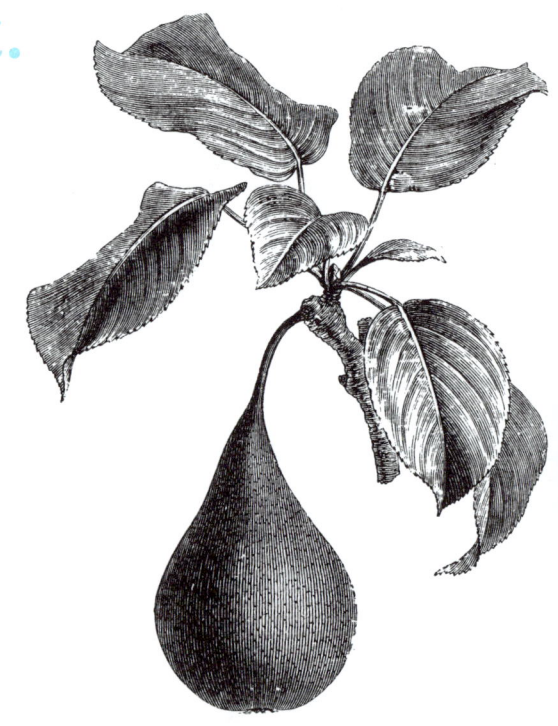

Suche dir
eine Obstsorte aus,
die du längere Zeit nicht
gegessen hast (oder noch
besser: ein Obst, das
du noch nie gegessen
hast).

Erde dich, indem du
deine Aufmerksamkeit
30 Sekunden lang auf
das Kommen und Gehen
deines Atems richtest.

Schaue das
Obst an. Sauge mit deinen
Augen alles auf, was du
sehen kannst. Ist es glatt,
pelzig, rau, gezackt oder
glänzend?

Atme den
Geruch ein.

Schäle das Obst
(falls es eine Sorte
ist, die man
schälen muss).

Schließe
deine Augen.

Beiße hinein.
Wie fühlt es sich an den Zähnen an,
wenn diese das Obst zerteilen? Behalte das
Obst einen Augenblick im Mund, ohne zu
kauen. Wie fühlt es sich an? Fest, glitschig,
faserig, knusprig oder ganz weich? Was kannst
du schmecken? Kannst du die unterschiedlichen
Geschmacksnoten wahrnehmen? Süß, sauer,
bitter, salzig? Deine Gedanken werden
abschweifen. Wenn du dies bemerkst, bringe
deine Aufmerksamkeit sachte ein paar
Momente lang zurück zum Atem,
und wende dich dann wieder
dem Obst zu.

Nach einiger Zeit
beginne das Obst vorsichtig
zu kauen. Behalte das Zerkaute
eine Zeit lang im Mund. Schlucke es.
Wie fühlt sich das an? Wiederhole dies beim nächsten Bissen.
Und beim übernächsten,
so lange, bis du fast
fertig bist.

Zerdrücke das
restliche Stück
Obst im Kreis
links.

Wie fühlst du dich jetzt?
Wie wäre es, wenn wir mit dieser
Art von Aufmerksamkeit durch
unseren Tag gingen? Du kannst das
Konzept ausbauen und es für jegliches
andere Essen oder Getränk – Suppe,
Eintopf, Gemüse, Brot (oder
sogar Schokolade, Tee und
Kaffee) nutzen.

Neugier

Es ist unmöglich,
im gleichen
Augenblick
unglücklich
und neugierig
zu sein.

Doch Gewohnheit zerstört die Neugier.

Und ungefähr die Hälfte unseres Lebens ist von
Gewohnheiten bestimmt.

Gewohnheiten sorgen dafür, dass alles wie am
Schnürchen läuft, und sie sparen Zeit und Energie, die
wir für nützlichere und interessantere Dinge aufwenden
können.

Doch sie können auch zu einer Falle werden … und
zwar zu einer ziemlich teuflischen Falle. Gewohnheiten
furchen Rillen in den Geist und sind in unserem Gehirn
irgendwann tief eingegraben.

Eine Gewohnheit bedingt die nächste,
und dann noch eine, bis schließlich unser
Leben im Autopilot-Modus stattfindet.
Wenn wir nicht gut aufpassen,
werden die Gewohnheiten fast
alle Bereiche unseres Lebens
bestimmen, inklusive dessen, was
wir gern essen, wie wir uns kleiden,
welche Musik wir mögen und sogar
welchen Partner wir uns aussuchen.

Gewohnheiten bestimmen, wie wir mit den Menschen um uns herum umgehen, wie wir Probleme bewältigen, wie wir auf ›neue‹ Ideen kommen, und sie prägen auch unser Verhältnis zur Welt insgesamt.

Wie Aristoteles einst sagte: »Wir sind, was wir regelmäßig tun.«

Gewohnheiten können innere Stoppschilder verstärken und bewirken, dass wir in einer negativen Einstellung verharren. Und je öfter wir uns selbst kritisieren, desto leichter verfallen wir dieser Gewohnheit beim nächsten Mal.

- Was ist denn heute mit mir los?
- Warum mache ich immer wieder so dumme Sachen?
- Warum schaffe ich es einfach nicht?
- Mein Leben ist ziemlich chaotisch.
- Ich bin fix und fertig.

Ein Gedanke löst den nächsten aus.

So klingt unser innerer Kritiker, und der verlässt uns nie.

Er ist die Stimme der Negativitätsbias. Und durch unsere Gewohnheiten sorgen wir dafür, dass diese uns begleitet.

Aber Gewohnheiten
sind keine Frage
des Schicksals,
es sei denn,
wir erlauben ihnen,
genau das zu sein.

Tatsächlich können wir sie wegatmen.

Gewohnheiten machen sich breit, wenn unser Geist anderswo ist.

Sie lösen sich auf, wenn wir unsere Aufmerksamkeit wieder bewusst auf den gegenwärtigen Moment richten. Wenn wir unsere Gewohnheiten regelmäßig beobachten, werden die neuronalen Muster, die ihnen zugrunde liegen, verkümmern. Zurück bleibt ein ruhiger, klarer und einsichtsvoller Geist.

Wenn du also merkst, dass du in die Falle einer unliebsamen Gewohnheit getappt bist oder dich von deinem inneren Kritiker in die Mangel genommen fühlst oder unter ängstlichen, belastenden, düsteren oder anderweitig negativen Gedanken leidest …

… dann tu etwas, was diese so richtig hassen werden:

Atme ein paar Mal langsam und behutsam ein und aus. Spüre den Boden unter deinen Füßen …

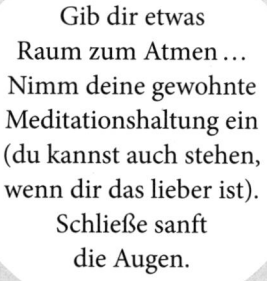

Gib dir etwas
Raum zum Atmen …
Nimm deine gewohnte
Meditationshaltung ein
(du kannst auch stehen,
wenn dir das lieber ist).
Schließe sanft
die Augen.

Atemraum-
MEDITATION

Schritt 1:
Ankommen

Nimm zunächst
wahr, was um dich herum
geschieht. Mach dir den Raum
bewusst, der dich umgibt.
Spüre den Boden unter
deinen Füßen.

Was geht in
diesem Moment in deinem
Geist und Körper vor? Wandere
innerlich kurz mit der Aufmerksamkeit durch deinen Körper. Welche
Empfindungen spürst du am
deutlichsten? Versuche nicht, irgend-
etwas zu verändern, sondern
nimm einfach deine
Empfindungen
wahr.

Beginne nun,
auf die Emotionen zu achten,
die deinen Geist und Körper
durchströmen. Versuche nichts
zu verändern, achte darauf,
wie sie anschwellen und
abebben.

Welche Gedanken
sind da? Versuche nichts
zu verändern. Einfach
beobachten. Denke daran,
dass Gedanken keine
Tatsachen sind.

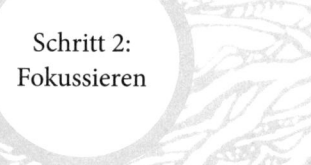

Schritt 2:
Fokussieren

Richte nun deine
Aufmerksamkeit auf deinen Atem.
Folge ihm über die gesamte Länge der
Ein- und der Ausatmung, zirka
30 Sekunden lang. Jedes Mal, wenn
die Gedanken abschweifen,
bringe dein Bewusstsein
wieder sanft zur Atmung
zurück.

Schritt 3:
Sich
ausdehnen

Erweitere den
Fokus deiner Aufmerksamkeit
auf deinen Körper als Ganzes. Spüre
zirka 30 Sekunden lang, wie dein ge-
samter Körper atmet. Wenn du irgendwo
im Körper Spannungen oder Unwohl-
sein spürst, stell dir vor, dass du
mit einem Gefühl der Wärme
und Freundlichkeit dorthin
atmest.

Dann erweitere
zunehmend den Fokus
deiner Aufmerksamkeit, bis
sie den Raum um dich herum
einschließt. Öffne sachte
deine Augen.

Neugier tötet Gewohnheiten.

Was du lassen und was du tun kannst …

Gewohnheiten sind die Schäferhunde des Geistes. Befreie
dich selbst, indem du deine Neugier von der Leine lässt.
Setze so viel von den folgenden Anregungen um, wie du
Lust hast.

Egal was du machst, tue es mit voller Bewusstheit.

Sei neugierig. Sei energiegeladen.
Sei lebendig.

Arbeite
eine halbe
Stunde
weniger.

Setz dich an
einen anderen
Tisch oder auf
einen anderen
Stuhl.

Schnapp dir ein
neues Buch und
verliere dich
darin.

Schau eine halbe Stunde lang in den Himmel.

Fahre auf einem anderen Weg zur Arbeit.

Lege alle zwei Stunden eine kurze Pause ein und atme.

Wechsle den Supermarkt.

Fahre ans Meer, aufs Land, in die Berge oder auch einfach nur in einen Park in der Nähe.

Iss etwas, das du noch nie gegessen hast.

Fig. 8

Fig. 2

Fig. 12

Fig. 6

Fig. 34

Fig. 25

Fig. 26

Fig. 35

Fig. 36

24

Fig. 28

31

Fig. 29

Fig. 39

30

Fig. 51

Fig. 48

Fig. 66

27

Fig. 50

Verspieltheit

Vermutlich bist du heute 36 Minuten damit beschäftigt, dir Sorgen zu machen (das tun die meisten Menschen). Warum gehst du stattdessen nicht lieber an die frische Luft und nimmst ein paar tiefe Atemzüge?

Als Kind war die Welt für uns ein magischer Ort.
Wir gingen in den Park und sammelten Tannenzapfen
und pflückten Blumen.
Vögel lösten Ehrfurcht aus, und Hunde waren mythische
Tiere.

Selten kamen wir nach Hause, ohne dass unsere Taschen
mit Zweigen, Steinen und anderen Fundstücken
vollgestopft waren.

Wo ist diese verspielte Neugier hin?

Nirgendwohin

Sie ist schlichtweg durch Erwartungen, Beeinflussung
von außen und vielleicht ein wenig Schüchternheit und
Zynismus überdeckt worden.

*Es ist Zeit, dass wir wieder
frei atmen.*

Brich
aus deinen
Gewohn-
heiten aus

Sammel-MEDITATION

Du brauchst:
einen Schuhkarton (oder etwas Ähnliches). Ein paar Büroklammern. Einen kleinen Imbiss (vielleicht bist du nicht rechtzeitig zum Kaffeetrinken zurück). Das ist schon alles.

Schalte dein Telefon aus (schließlich willst du nicht gestört werden). Klemme dir den Schuhkarton unter den Arm und gehe nach draußen, schließe die Augen und konzentriere dich auf deine Empfindungen beim Atmen. Spüre den Boden unter deinen Füßen.

Gehe zum nächstbesten Park oder einer Stelle mit unbebautem Land. Streife ziellos umher, folge deiner Neugier.

Was zieht deine Aufmerksamkeit auf sich? Ein Blätterhaufen? Welkende Blumen? Abfall? Wenn du dich von etwas Bestimmtem angezogen fühlst, wie wirkt sich das auf deine Atmung aus? Beginnt dein Herz schneller zu schlagen? Bist du aufgeregt? Spüre hin, wie die Jahre von dir abfallen.

Wenn etwas besonders interessant aussieht, dann berühre es oder hebe es auf. Beäuge all seine Ecken und Kanten (stell dir vor, du seist ein Kind). Wie fühlt es sich an? Rau, glatt, geriffelt, weich, schleimig oder glitschig? Rieche daran, ist es frisch, muffig, erdig oder übelriechend? Nutze all deine Sinne, um das, was du findest, zu erkunden; du kannst den Dingen sogar ein wenig lauschen. (Erinnerst du dich noch an das Geräusch des Meeres in einer Muschel?)

Und los geht's mit dem Sammeln. Lege fünf Gegenstände in deinen Karton. Ganz egal was es ist, Hauptsache, diese Dinge berühren dich in irgendeiner Weise, ob es nun Zweige, Blüten, Münzen sind oder eine Chipstüte.

Du kannst es jetzt oder später
tun: Breite deine Fundstücke aus.
Welche Geschichte steckt in ihnen?
Falls ein von Menschenhand gemachter
Gegenstand dabei ist, wofür wurde er
ursprünglich benutzt? Wo wurde er
hergestellt? Von wem? Kannst du dir
vorstellen, wie das Leben dieses
Menschen aussah? Wie ist die Sache
in den Park oder auf das wilde
Grundstück gelangt?

Was Dinge aus
der Natur betrifft: Wo sind
sie gewachsen? Welchem
Lebewesen hat das jeweilige Ding
Nahrung, Unterkunft oder Schutz
geboten? Befasse dich auf diese
Weise mit jedem deiner
Gegenstände und betrachte
sie in einem größeren
Zusammenhang.

Schließe die
Augen. Atme. Stelle
dir das Netz an Ver-
bindungen vor, das uns alle
miteinander verknüpft.
Mensch und Natur.
Natur und
Mensch.

Atme. Gib deiner verspielten Seite Raum. Bleibe
neugierig. Hefte etwas, das du auf deinem Beutezug
gefunden hast, mit einer Büroklammer auf diese Seite.
Etwa eine Blüte, einen Busfahrschein oder das Blatt eines
Baumes. Du entscheidest, aber triff deine Wahl bewusst.

Bewusstheit

*Alles Feste löst sich in Luft auf.**

* Tut mir leid, Marx und Engels. (Die beiden wären vermutlich der Ansicht,
Meditation sei eine Verschwörung zur Aufrechterhaltung des Kapitalismus.
Ist sie aber nicht – falls du dich das gefragt hast.)

Gedanken, Gefühle
und Emotionen
werden in gleichem
Maße vom Körper
hervorgebracht
wie vom Gehirn.
Sogar auf Logik und
rationales Denken
hat der Körper einen
tiefgreifenden
Einfluss.

Das nennt man verkörperlichtes Denken.

Es sorgt dafür, dass wir die Welt als Spiegelung unserer selbst wahrnehmen – und nicht als objektive Wirklichkeit.

Hast du Lust auf eine richtig schöne Tasse Tee?

Wenn du willst, dass jemand anderes dich mag und dir vertraut, dann gib ihm etwas Warmes zu trinken. Mitgefühl und Vertrauen sind warm.

Wenn du eine männlichere Ausstrahlung haben willst, dann gib dem anderen etwas Hartes zu halten. Das Maskuline ist hart.

Wenn du willst, dass etwas wertvoller wirkt, dann sorge dafür, dass es schwer ist. Wert hat Gewicht.

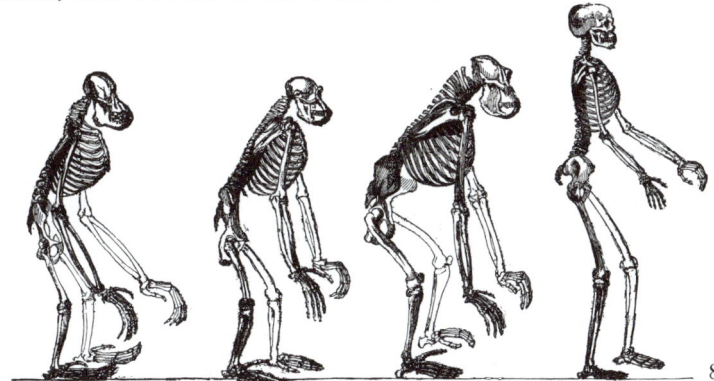

Leider kann einen das verkörperlichte Denken in Negativspiralen einschließen, die zu Angst, Stress, Unzufriedenheit und Erschöpfung führen.

Ein flüchtiger Stressmoment bewirkt Anspannung im Körper. Das Gehirn registriert diese physische Anspannung und deutet sie als Stress. Der Körper spannt sich etwas mehr an, die Atmung wird etwas flacher. Das Gehirn fühlt sich etwas gestresster.

Es ist eine Abwärtsspirale.

Das Gleiche gilt für viele andere geistige Zustände. Der Geist spiegelt sich im Körper – und der Körper im Geist. So können geistige und körperliche Zustände auf komplexe und überraschende Weise rückkoppelnd interagieren.

Wenn wir einmal darüber nachdenken, ist es überhaupt erstaunlich, dass wir so vernünftig und ausgeglichen sind, wie es gewöhnlich der Fall ist.

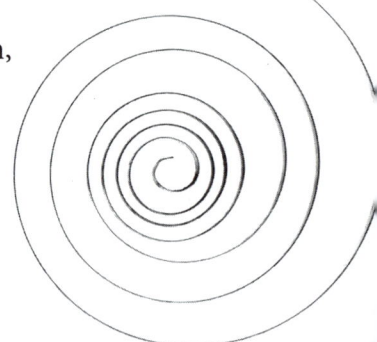

Doch zum Glück verfügen wir über dieses magische Etwas, das sich Bewusstsein nennt.

Dadurch können wir die gegenseitige Verbundenheit zwischen Körper und Geist wahrnehmen, und es befreit uns von negativen und bloß reaktiven inneren Zuständen.

Wir können lernen zu *antworten*, statt bloß zu reagieren.

Und eine solche Bewusstheit ist stets nur einen einzigen Atemzug entfernt.

Atempause

Achtsames Atmen lehrt uns, dass sich unsere seelischen Zustände in unserem Körper als physische Empfindungen widerspiegeln.

Sei dir dieser Empfindungen bewusst. Jede davon birgt eine Botschaft.

Wenn du ihnen keine Beachtung schenkst oder sie unterdrückst, werden sie immer aufdringlicher und unangenehmer, bis du dich ihnen nicht länger widersetzen kannst.

Das ist eine der Ursachen von Unglück und Stress.

Aber es gibt eine Alternative.

Wenn wir ganz bewusst auf diese Botschaften hören, indem wir sie aktiv in unserem Körper spüren, kann etwas Wunderbares geschehen. Wir werden feststellen, dass sie kommen und gehen, wie die Wellen im Meer oder der Atem in unserem Körper.

Und schon bald werden sie sich ganz von alleine auflösen und einen ruhigeren Geist zurücklassen.

Höre auf
deinen Körper

Höre auf
deinen Atem

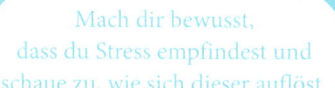

Mach dir bewusst,
dass du Stress empfindest und
schaue zu, wie sich dieser auflöst.
Beginne, indem du dich mit deinem
Atem verbindest. Spüre, wie er kommt
und geht. Nach ungefähr einer Minute
verlagere deine Aufmerksamkeit auf
deinen Körper und schaue, wo sich
unangenehme Emotionen oder
Gefühle festgesetzt haben.

Stress kann sich
als Enge in der Brust, im
Nacken oder den Schultern
manifestieren. Ängstlichkeit als
Kribbeln in deinen Händen, Beinen
oder im Bauch. Unglück als Schwere
in deinem Gesicht. Es ist ganz egal,
wo diese Dinge sitzen, lass
dich einfach darauf ein und
erkunde, wie es sich
anfühlt.

Sind die Empfindungen
›eng‹ schmerzhaft oder
quälend? Oder sind sie eher
›lose‹, erregend, schwach oder
flüchtig? Es ist egal, wie sie
sich anfühlen. Erkunde
einfach, was du
empfindest.

Wenn du merkst,
dass deine Gedanken abge-
schweift sind, bringe deine
Aufmerksamkeit für ein paar
Augenblicke wieder sanft zu deiner
Atmung zurück und erkunde
dann erneut die körperlichen
Empfindungen.

Achte darauf,
wie sie zu- und abnehmen.
Spüre diese Empfindungen zirka
eine Minute lang ganz bewusst, bevor
du im Geiste in sie hineinatmest.
Nimmt die Intensität bei jedem
Atemzug zu, bevor sie wieder ab-
klingt? Achte darauf, wie sich ihre
Muster zunächst verändern
und sich dann allmählich
auflösen.

Nach zirka einer Minute
(oder auch länger) erweitere den
Fokus deiner Bewusstheit auf den
gesamten Körper. Und dann noch
weiter, sodass du auch deine
Umgebung wahrnimmst. Was
kannst du hören, spüren,
riechen oder gar schmecken?
Öffne sanft die
Augen.

Wiederhole
diese Übung, wann
immer sich unangenehme
Gedanken, Gefühle oder
Emotionen in
dir regen.

Achtsamkeit heißt, das Abschweifen unserer Gedanken zu beobachten und zu akzeptieren.

Was auch immer geschieht, denke daran, dass du beim Meditieren nicht scheitern kannst.

Achtsamkeit heißt beobachten ohne zu kritisieren.

Wenn du meditierst, versuche keine bestimmten Ziele zu verfolgen, wie etwa den Geist leer werden zu lassen oder nach mehr Glück, Frieden oder Zufriedenheit zu streben.

Das sind oftmals erfreuliche Nebeneffekte des Meditierens. Aber wenn du danach strebst, wirst du es vermasseln.

Das mag wie ein ärgerliches Paradox wirken, aber es ist nun mal wahr.

Wenn du meditierst, findest du das, was du findest.

Einsicht

EIN

Unser Planet beginnt im Mai, Atem zu schöpfen.

Monatelang ist der globale Sauerstoffgehalt gesunken, während die Konzentration des Kohlenstoffdioxids zugenommen hat. Dann geschieht etwas Wunderbares: Die Sonne überwindet eine unsichtbare Schwelle und sorgt somit dafür, dass auf der nördlichen Halbkugel die unzähligen Wälder Blätter treiben und Wiesen erblühen.

Während sie ergrünen und photosynthetisieren, beginnen sie, unvorstellbare Mengen von Kohlendioxid aus der Atmosphäre aufzunehmen und unterdessen Sauerstoff freizusetzen.

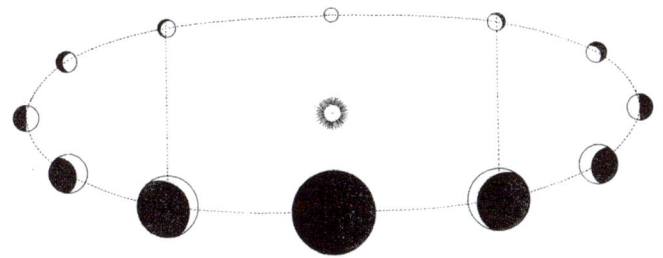

Es beginnt quasi über Nacht und nimmt rapide Fahrt auf. Im Norden rast der Frühling mit 65 Stundenkilometern am Tag dahin und geht dann in den Sommer über.

Die Einatmung der Erde dauert fünf Monate.

Dann tritt eine kurze Pause ein.

Bevor der Herbst kommt und der Winter herbeieilt. Die Blätter beginnen zu fallen, das Gras verdorrt. Während die Pflanzen sich verabschieden, verbrauchen sie Sauerstoff und geben riesige Mengen Kohlendioxid an die Atmosphäre ab.

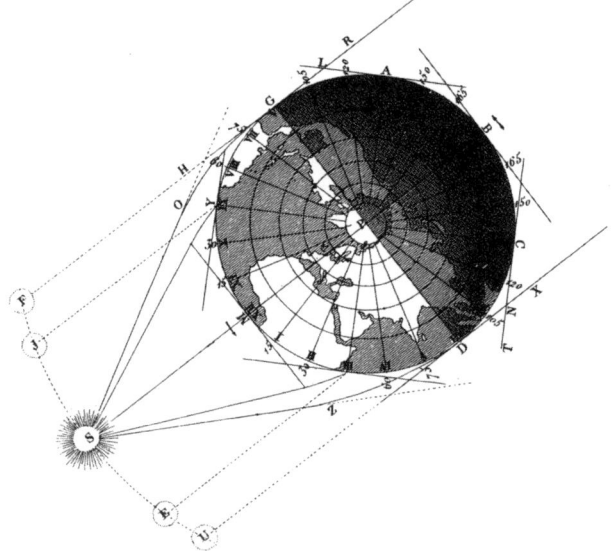

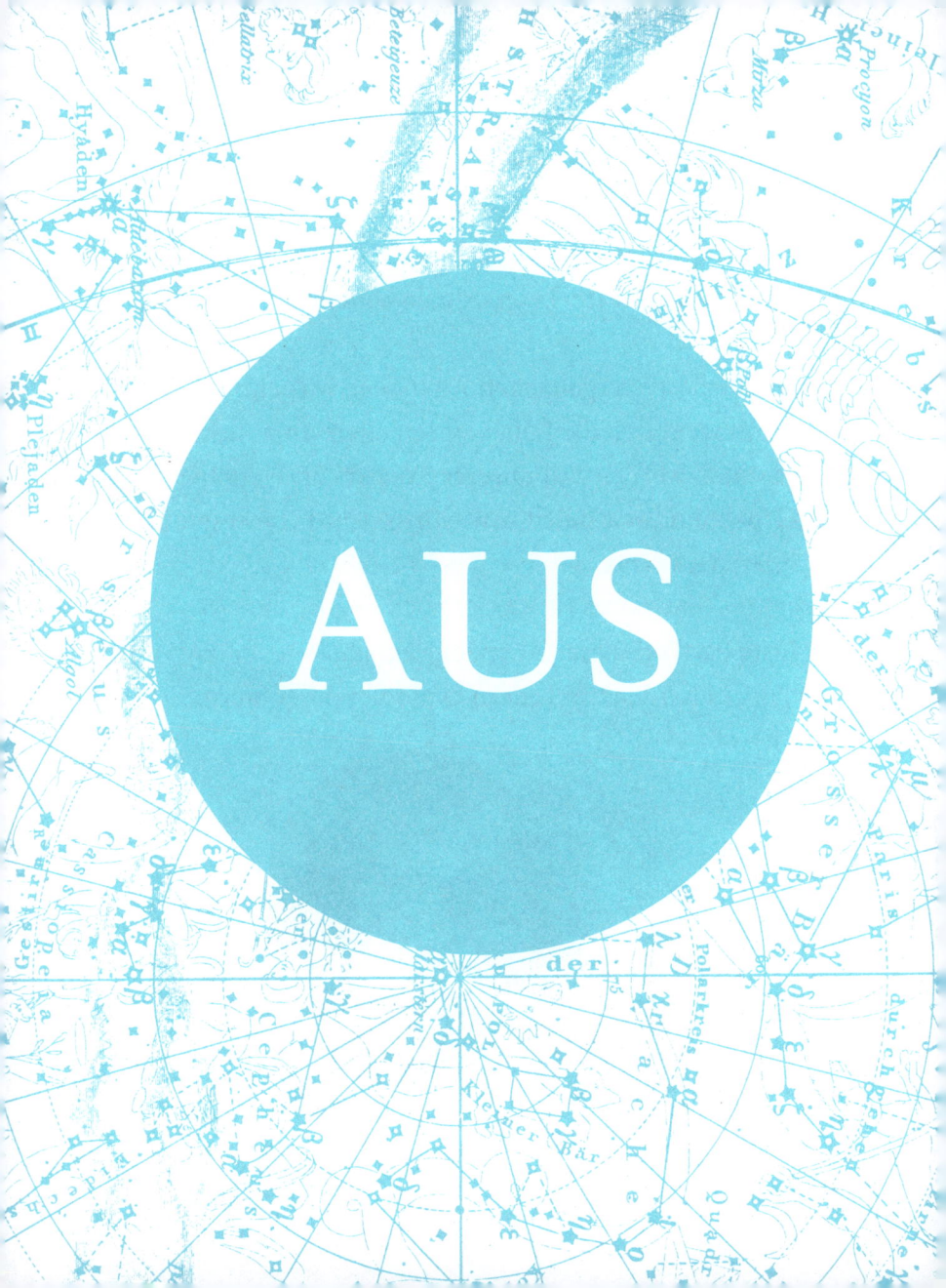

AUS

Jeder unserer Atemzüge birgt Elemente, die von jedem Menschen, der vor uns gelebt hat, geatmet wurden.

Einstein, Shakespeare, Leonardo da Vinci.

Moleküle dieser vergangenen Atemzüge wirbeln noch immer durch die Luft, werden eingeatmet und ausgeatmet, werden Teil unseres Körpers, in Fleisch und Knochen verwandelt sowie in andere Lebewesen, Pflanzen, Gesteine.

Kleinste Partikel dieser Atemzüge entstanden erstmals vor Jahrmilliarden, im Innern explodierender Sterne.

Die Sterne tun ihren ersten Atemzug, wenn riesige, umherwirbelnde Ansammlungen von Wasserstoff anfangen sich zu verdichten. Sie werden immer heißer und kondensierter bis …

… die enorme Hitze und der Druck im Innern der Sterne eine unermessliche, unkontrollierbare, sich verselbständigende Kernreaktion schüren, die über Milliarden von Jahren anhält.

Die Sterne blinken und leuchten.

Dann plötzlich eine Ausatmung …

Der Stern explodiert in eine Supernova und setzt zahllose Partikel in die Galaxie frei, die notwendig sind, damit Planeten, eine Atmosphäre, Leben entstehen können.

Jedes Luftmolekül, das wir einatmen, jedes Atom unseres Körpers wurde vor Jahrmilliarden im Innern eines explodierenden Sterns geboren.

Man muss kein Mystiker sein, um mystische Momente zu haben …

… es reichen Grundlagenkenntnisse der Physik.

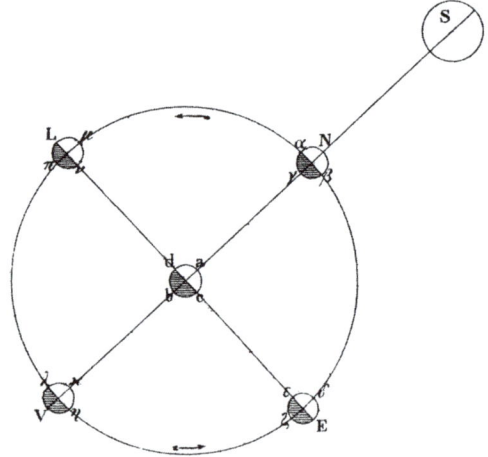

Geh in einer sternklaren Nacht ins Freie. Zieh deine Schuhe und Strümpfe aus. Spüre den Boden unter deinen Füßen.

Schau in den Himmel.

Atme.

Sieh, wie die Sterne sich in alle Richtungen ins Unendliche verlieren. Sie sind nicht nur unvorstellbar groß, sondern zugleich wahr, nie endend, ewig expandierend, Unendlichkeit.

Konzentriere dich auf die Ein- und Ausatmung. Spüre, wie die kühle Nachtluft dich umweht.

Spüre die Stille, die Erwartung, die Unendlichkeit an sich.

Nimm das Blinken der Sterne wahr. Vielleicht hat es Milliarden von Jahren gedauert, bis dieses Blinken seinen Weg zu dir gefunden hat.

Atme.

Schenke Liebe
und empfange
dieses Licht mit
all deiner Liebe.

Atme.

Unser Universum war zunächst eine »Singularität«: ein Punkt von unendlicher Energie und Dichte, der aus dem Nichts heraus explodierte.

Eine Bewegung inmitten der Leere.

Daraus entstanden mit geradezu unendlicher Geschwindigkeit Raum und Zeit.

In einem »Augenblick« war da nichts. Im nächsten alles.

Eine Ausatmung, wenn man so will.

Das Ende des Universums nimmt dann seinen Anfang, wenn Raum und Zeit aufhören zu expandieren.

Alles wird eine Weile lang innehalten.

Und dann wieder auf eine Singularität zurasen – immer schneller, und schneller.

Eine Einatmung, wenn man so will.

Über Jahrhunderte hinweg bereiteten die Menschen ihren Geist mit einer ganz bestimmten Atemmeditation vor, bevor sie sich mit derartigen Gedanken befassten.

Der durch diese Übung herbeigeführte geistige Zustand hat noch zahlreiche andere Vorteile.

Die Meditation stärkt die Kreativität und Klarheit des Denkens und sorgt für ein Gefühl von Frieden und Wohlbefinden. Sie fördert Staunen, Ehrfurcht und Neugier – die Grundlagen eines glücklichen Lebens.

Sie beruhigt den inneren Kritiker und ermöglicht unserem wahren Selbst, an die Oberfläche zu treten. Sie wird uns den Mut geben, uns selbst mit all unseren Fehlern und Mängeln anzunehmen; uns selbst mit jener Freundlichkeit, Empathie und dem Mitgefühl zu begegnen, das wir wirklich brauchen …

Und wenn wir das tun …

… entdecken wir das Geheimnis eines achtsamen Lebens.

112

Einsichts-MEDITATION

Setz dich hin.

Schließe die Augen und verbinde dich mit deiner Umgebung. Werde dir des Raums, der dich umgibt, bewusst. Vielleicht hörst du ein Geräusch … Was immer da sein mag, achte ein paar Augenblicke lang auf die Geräusche.

Fange an, dir bildhaft vorzustellen, wie sich dein Körper anfühlt, beginnend bei den Füßen. Richte deine Aufmerksamkeit ein paar Augenblicke lang auf beide Füße gleichzeitig. Verbinde dich mit den Empfindungen, verlagere deine Aufmerksamkeit auf die Knöchel … die Unterschenkel … die Knie … die Oberschenkel … Hüften und Becken …

Lass dir Zeit. Es gibt keinen Grund zur Eile.

Wandere mit der Aufmerksamkeit zu deinen beiden Händen … Armen … Schultern … Nacken … Kopf … Gesicht … Nase … Lippen.

Nimm alles in dich auf, der Reihe nach, ungefähr eine Minute lang.

Achte darauf, wie sich dein Atem durch deinen Körper bewegt – folge ihm über die gesamte Einatmung … und die gesamte Ausatmung hinweg. Versuche nichts zu beeinflussen, sondern spüre einfach den ganz natürlichen Atemfluss.

Wenn du merkst, dass deine Gedanken abgeschweift sind, beobachte die Gedanken an sich. Ob sie in Gestalt von Worten oder Bildern auftreten, richte einfach ein paar Augenblicke lang deine Aufmerksamkeit darauf und kehre dann zu deinem Atem zurück.

Nach ein paar Minuten lenke deine Aufmerksamkeit auf alle Gedanken oder Emotionen, die innerlich vorbeiziehen.

Nun werden diese Gedanken und Emotionen – und auch die Pausen dazwischen – zum Zentrum der Meditation.

Versuche nicht, irgendwelche Gedanken zu erzwingen, sondern warte einfach geduldig ab, bis sie von alleine auftreten. Lasse deinen Geist ganz leer werden … frei von Kontrolle und Erwartungen.

Versuche jeweils den Moment wahrzunehmen, an dem ein Gedanke auftritt, und beobachte ihn dann ein paar Augenblicke lang. Nimm einfach das Kommen und Gehen zur Kenntnis; schau, wie ein Gedanke zum nächsten führt, und wieder zum nächsten.

Mach dir bewusst, dass die Gedanken sich in der Regel auflösen, wenn du nicht weiter auf sie reagierst; wenn du aufhörst, sie zu beurteilen oder zu kritisieren.

Schau, was passiert, wenn deine Gedanken einen Moment lang anhalten… versuche ein Gespür dafür zu entwickeln, wie sich das anfühlt… versuche ein Gespür dafür zu entwickeln, wie sich die Abwesenheit von Gedanken anfühlt.

Vielleicht fühlt es sich an wie ein Ort reinster Stille oder Leere, oder wie etwas Unermessliches, das knapp außerhalb unserer Reichweite liegt. Egal wie es wirkt, warte einfach ruhig ab, so als säßest du am Rande eines unendlichen Gewässers. Warte. Ganz geduldig…

Nach einer Weile wirst du feststellen, dass deine Gedanken wieder abgeschweift sind. Dann bring deine Aufmerksamkeit wieder sanft zu deinem Atem zurück, und nach ein paar Atemzügen warte erneut darauf, dass ein weiterer Gedanke oder eine Emotion auftritt.

Möglicherweise durchläufst du unzählige Male diesen Kreislauf von abschweifenden Gedanken und erneuter Konzentration. Das spielt keine Rolle. Was zählt, ist, dass du aufmerksam deinen Geist beobachtest, mit all seinem Hin und Her.

Sich aus-klinken

Nach ungefähr zehn Minuten, lenkst du deine Aufmerksamkeit erneut auf dein Umfeld, nimmst den Raum, der dich umgibt, wahr. Öffne die Augen. Mach ein paar Bewegungen. Versuche, den Kern dieser ganz klaren Bewusstheit für den restlichen Tag bei dir zu behalten.

Die Einsichts-Meditation funktioniert am besten, wenn sie regelmäßig praktiziert wird. Zehn oder zwanzig Minuten am Tage, vier- bis fünfmal pro Woche reichen aus.

Zu Beginn dieses Buches haben wir eingeatmet, vielleicht war es seit Jahren der erste bewusste Atemzug, und einer der wichtigsten Atemzüge, die wir je getan haben.

Nimm dir ein paar Augenblicke Zeit, um darüber nachzudenken, welch weiten Weg du schon zurückgelegt hast und dass diese Reise dein Leben bereits ein wenig verändert hat.

Das Geheimnis des Atmens liegt darin, den Mut zu haben loszulassen. Loszulassen und dem Atem zu erlauben, sich selbst zu atmen. Und wenn wir das tun, geschieht etwas Wundersames, das Leben beginnt, *durch uns* zu leben.

Wir brechen schneller in Lachen aus
und werden weniger schnell wütend,
das Leben wird weniger hektisch
und anstrengend, unser Schlaf wird
erholsamer. Wir entdecken erneut
unseren Sinn für das Wunderbare, für
Ehrfurcht und uneingeschränkte Freude.

Aber vor allem nehmen wir unsere
Unzulänglichkeiten mit einem warmen
Lächeln anstatt mit beißender Kritik.

Und nun atme.

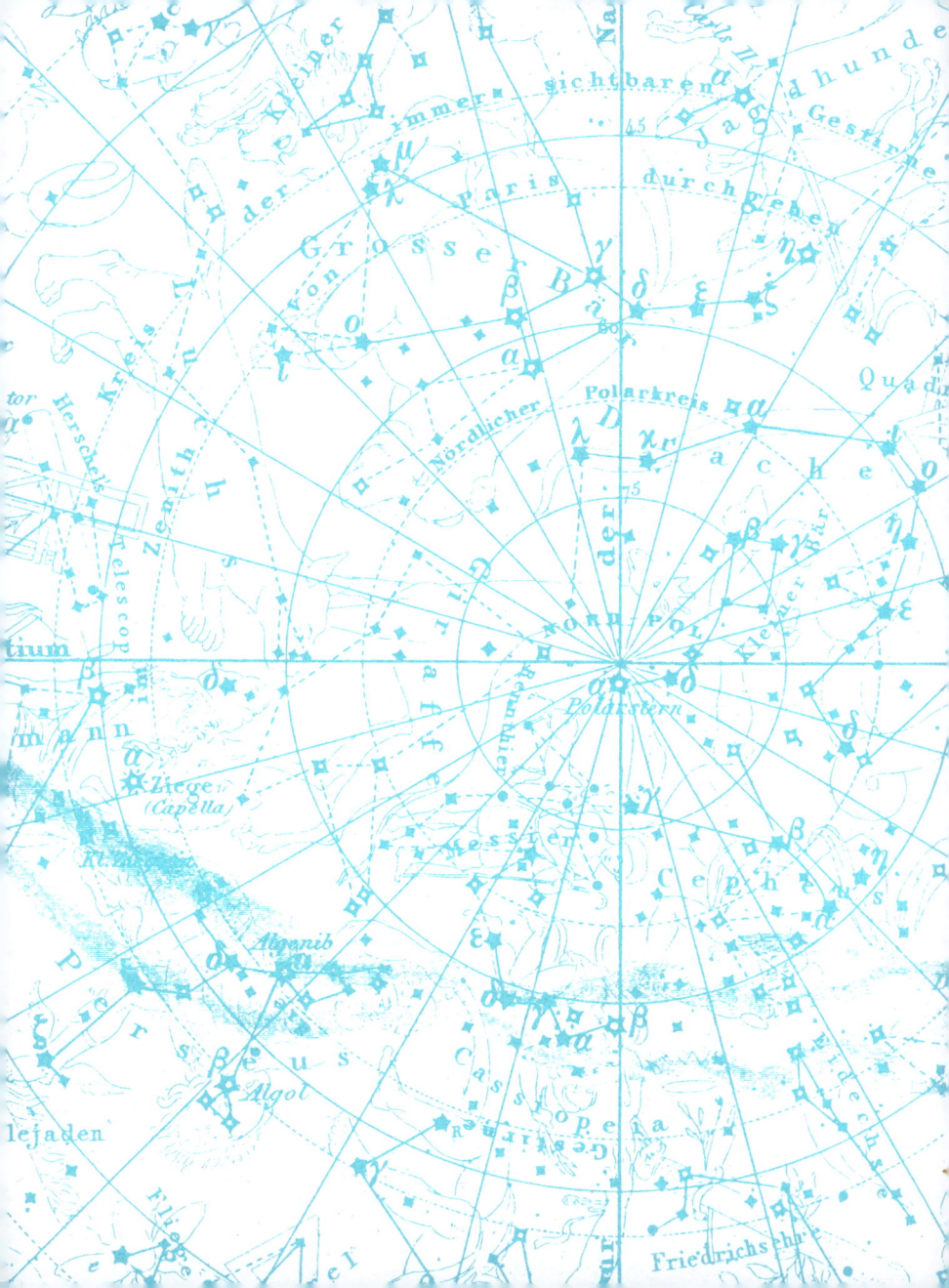

Auf der englischsprachigen Website zum Buch www.franticworld.com findest du alle Meditationen, die im Buch beschrieben sind, zum Download. Zudem gibt es dort ein Video der NASA, das die Veränderungen der Atmosphäre zeigt, wenn die Erde »atmet«, wie im Kapitel Einsicht beschrieben.

www.franticworld.com/resources/breathing/

Dr. Danny Penman ist Meditationslehrer und mehrfach ausgezeichneter Schriftsteller und Journalist. Zusammen mit Mark Williams schrieb er den internationalen Bestseller *Das Achtsamkeitstraining. 20 Minuten täglich, die Ihr Leben verändern.* Für seine journalistische Arbeit wurde er von den Tierschutzorganisationen RSPCA und Humane Society of the United States ausgezeichnet. 2014 erhielt er den ersten Preis der British Medical Association für das beste populärwissenschaftliche Medizinbuch des Jahres: *Schmerzfrei durch Achtsamkeit. Die effektive Methode zur Befreiung von Krankheit und Stress*, das er gemeinsam mit Vidyamala Burch verfasste. Seine Bücher wurden in 30 Sprachen übersetzt, seine Artikel erschienen in *Daily Mail, New Scientist, The Independent, The Guardian* und *The Daily Telegraph*. Seine Ausbildung zum Achtsamkeitslehrer machte Penman mittels der renommierten Breathworks-Methode.

Dank

Großen Dank schulde ich Sheila Crowley bei Curtis Brown. Wer Sheila kennt, weiß, dass sie schlichtweg die beste Agentin und Freundin ist, die man sich wünschen kann. Ich bedanke mich auch bei Lisa Milton von HQ. Sie kam auf den Titel dieses Buchs und dann nahmen die Dinge Gestalt an ... Sie ist einer jener seltenen Menschen, die voller großartiger Ideen stecken. Wenn wir zusammen sind, kann keiner von uns stillhalten. Zu Dank bin ich auch Charlotte Mursell verpflichtet. Sie hatte die schwierige Aufgabe, dafür zu sorgen, dass dieses Buch rechtzeitig fertig wurde. Auch möchte ich Steve Wells danken, der das Design und Layout dieses Buchs gemacht hat. Er ist genial und ich liebe seine Arbeit! Ein Dankeschön auch an Louise McGrory von HQ, die Steve bei der Entwicklung des Designs unterstützt hat.